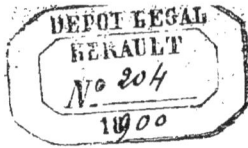

D' L. CONDOMINES

CONTRIBUTION A L'ÉTUDE

Des Ostéomyélites

à localisations multiples

et successives

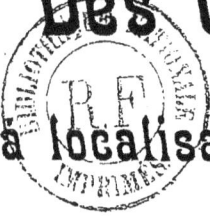

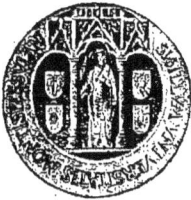

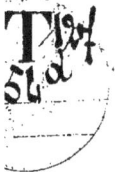

IMPRIMERIE CENTRALE DU MIDI (HAMELIN FRÈRES)
MONTPELLIER.

CONTRIBUTION A L'ÉTUDE

DES

OSTÉOMYÉLITES

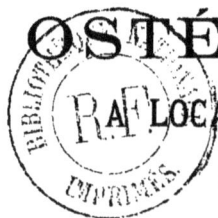

A LOCALISATIONS MULTIPLES

ET SUCCESSIVES

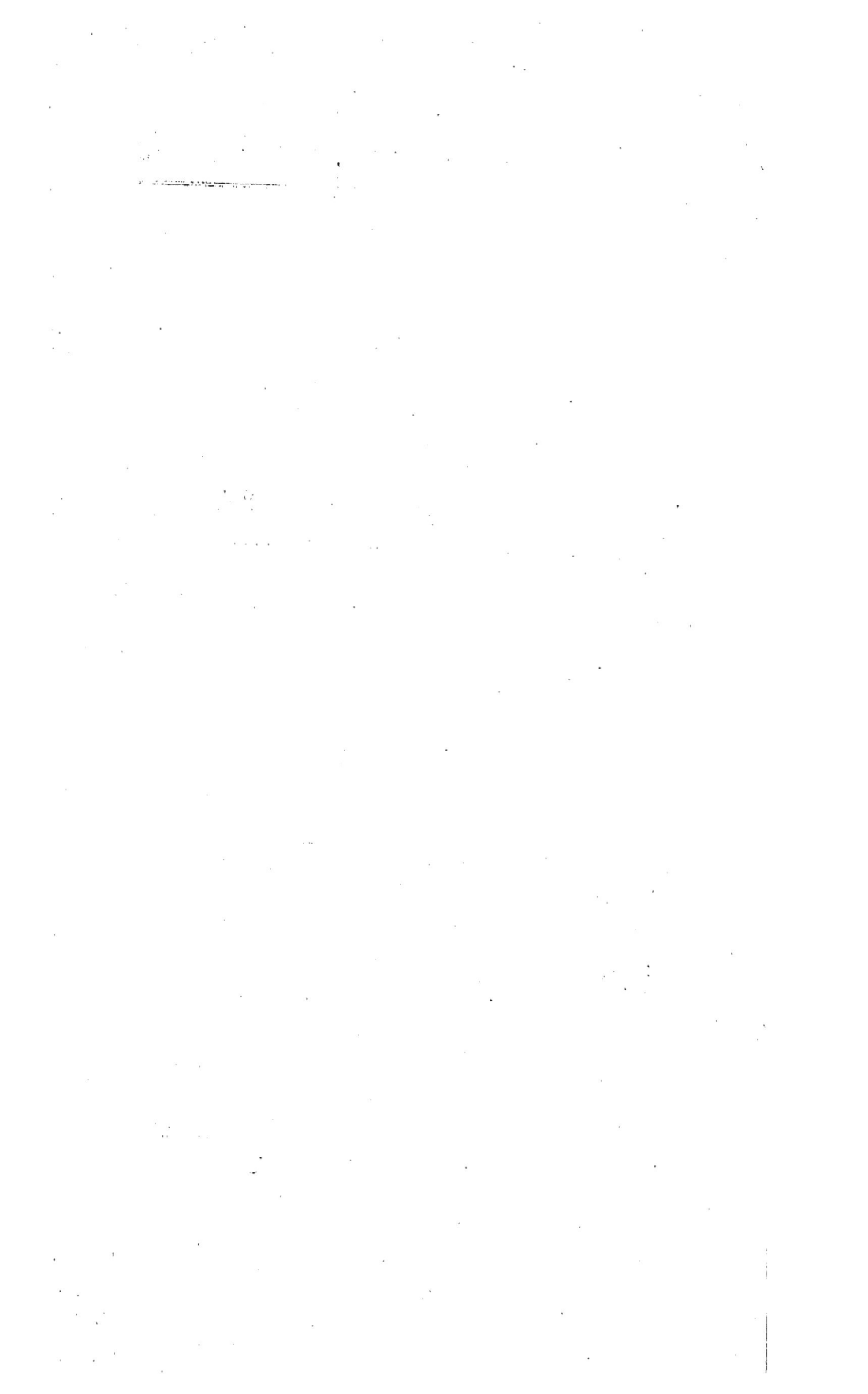

PERSONNEL DE LA FACULTÉ

MM. VIALLETON............... Doyen
HAMELIN (✻)............... Assesseur

PROFESSEURS

Hygiène..	MM. BERTIN-SANS(✻).
Clinique médicale............................	GRASSET (✻).
Clinique chirurgicale........................	TEDENAT.
Clinique obstétricale et gynécologie	GRYNFELTT.
Thérapeutique et matière médicale...............	HAMELIN (✻).
Clinique médicale............................	CARRIEU.
Clinique des maladies mentales et nerveuses.......	MAIRET (✻).
Physique médicale............................	IMBERT.
Botanique et histoire naturelle médicale	GRANEL.
Clinique chirurgicale........................	FORGUE.
Clinique ophtalmologique.....................	TRUC.
Chimie médicale et pharmacie.................	VILLE.
Physiologie..................................	HEDON.
Histologie...................................	VIALLETON.
Pathologie interne...........................	DUCAMP.
Anatomie	GILIS.
Opérations et appareils......................	ESTOR.
Microbiologie................................	RODET.
Médecine légale et toxicologie	SARDA.
Clinique des maladies des enfants..............	BAUMEL.
Anatomie pathologique.......................	BOSC.

Doyen honoraire : M. MAIRET (✻).
Professeurs honoraires : MM. JAUMES, DUBRUEIL, (✻) PAULET (O ✻.

CHARGÉS DE COURS COMPLÉMENTAIRES

Accouchements	MM. PUECH, agrégé.
Clinique ann. des mal. syphil. et cutanées..	BROUSSE, agrégé.
Clinique annexe des maladies des vieillards.	VIRES, agrégé.
Pathologie externe......................	LAPEYRE, agrégé.
Pathologie générale	RAUZIER, agrégé.

AGRÉGÉS EN EXERCICE :

MM. BROUSSE	MM. PUECH	MM. RAYMOND
RAUZIER	VALLOIS	VIRES
LAPEYRE	MOURET	L. IMBERT
MOITESSIER	DELEZENNE	H. BERTIN-SANS
DE ROUVILLE	GALAVIELLE	

M. H. GOT, secrétaire.

EXAMINATEURS DE LA THÈSE :
MM. ESTOR, président.
DUCAMP.
MOURET.
DE ROUVILLE.

La Faculté de médecine de Montpellier déclare que les opinions émises dans les Dissertations qui lui sont présentées doivent être considérées comme propres à leur auteur; qu'elle n'entend leur donner ni approbation ni improbation.

CONTRIBUTION A L'ÉTUDE

DES

OSTÉOMYÉLITES

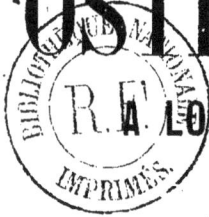

A LOCALISATIONS MULTIPLES

ET SUCCESSIVES

PAR

Le Docteur L. CONDOMINES

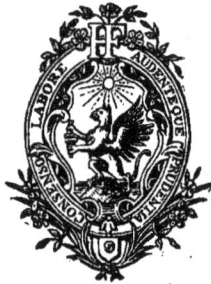

MONTPELLIER
IMPRIMERIE CENTRALE DU MIDI
(HAMELIN FRÈRES)
—
1900

A LA MÉMOIRE DE MON PÈRE

A LA MÉMOIRE
DE MON FRÈRE L'ABBÉ CONDOMINES

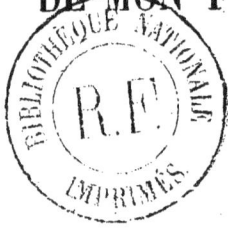

A MA MÈRE

Témoignage de profonde reconnaissance
et de bien vive affection.

A MON ONCLE

A MES FRÈRES

A TOUS MES PARENTS

L. CONDOMINES.

A MON PRÉSIDENT DE THÈSE

MONSIEUR LE PROFESSEUR ESTOR

A MONSIEUR LE PROFESSEUR MAIRET

Hommage de reconnaissance.

A TOUS MES MAITRES

DE LA FACULTÉ DE MÉDECINE

A MES AMIS

L. CONDOMINES.

AVANT-PROPOS

Nous voici arrivé au terme de nos études médicales. Le dernier acte de notre vie universitaire va s'accomplir ; une existence nouvelle va s'ouvrir devant nous.

Qu'il nous soit permis, avant de quitter cette chère et vieille École, d'exprimer à nos Maîtres la profonde gratitude que nous leurs devons.

M. le professeur Estor a droit à notre reconnaissance pour l'honneur qu'il nous a fait en acceptant la présidence de notre thèse et pour le précieux enseignement que nous avons recueilli dans son service.

Que M. le professeur Mairet veuille bien agréer nos sentiments de profonde reconnaissance. Qu'il nous permette de lui rappeler les circonstances très douloureuses durant lesquelles nous avons pu apprécier sa bonté et l'extrême sollicitude qu'il n'a jamais cessé de nous témoigner. De semblables souvenirs ne sauraient de sitôt sortir de notre mémoire et la dette de reconnaissance contractée à l'égard de ce vénéré Maître ne s'éteindra qu'à la fin de nos jours.

Que nos Maîtres dans les hôpitaux, MM. les professeurs Forgue, Tédenat, Grasset, Carrieu, veuillent bien accepter l'expression de notre bien vive gratitude pour le remarquable enseignement que nous avons reçu d'eux.

M. le professeur agrégé Vires, dont nous avons suivi le service, nous a toujours témoigné beaucoup de sympathie ; son accueil a toujours été bienveillant, son amabilité parfaite. Qu'il nous permette de l'en remercier.

MM. les professeurs agrégés Rauzier, Imbert, de Rouville, Lapeyre, nous ont été utiles à plus d'un titre. Nous leur en sommes très reconnaissants.

Nous ne saurions oublier combien nous sommes redevabl es à M. Guérin-Valmale, chef de clinique d'accouchements, pour l'enseignement si pratique et si intéressant à la fois qu'il nous a fait sur la science de l'obstétrique et pour les conseils si précieux qu'il nous a donnés Nous sommes heureux de l'assurer ici de notre reconnaissance.

INTRODUCTION

Il nous a été donné, pendant que nous suivions le service de M. le professeur Estor, d'observer simultanément deux malades présentant chacun une double localisation ostéomyélitique, l'un à l'extrémité inférieure des deux fémurs, l'autre aux deux tibias. Ces deux cas ont immédiatement attiré notre attention, parce qu'ils différaient par leur allure clinique de ce qu'on est habitué à observer dans les salles de chirurgie. En effet, si l'ostéomyélite est d'observation commune, surtout dans les services de chirurgie infantile, elle n'intéresse le plus souvent qu'un seul os, et la coexistence chez un même individu de suppurations osseuses multiples est plutôt faite pour éloigner l'hypothèse d'ostéomyélite dans l'esprit du chirurgien qui se laisse aller à une première impression.

Est-ce à dire cependant qu'il faille considérer comme très exceptionnels les cas où l'on peut constater à la fois plusieurs foyers d'ostéomyélite? Nous ne le pensons pas. Nous avons pu, dans les deux cas qui ont été le point de départ de notre travail, nous assurer que nous avions bien affaire à l'infection ostéomyélitique banale.

D'autre part, les quelques recherches auxquelles nous nous

sommes livré, nous ont permis de constater que de semblables faits avaient été assez souvent relevés, et que l'ostéomyélite, tout comme la tuberculose dans certaines circonstances étiologiques que nous essayerons de préciser, pouvait élire domicile dans plusieurs points du squelette.

Nous nous proposons dans ce travail d'indiquer le résultat de ces recherches avec les conclusions qui nous ont paru s'en dégager.

Il nous paraît fastidieux de chercher prétexte à une revue générale de l'ostéomyélite dans ces deux cas que leur localisation rend intéressants.

Cette affection a été trop complètement étudiée, dans ces vingt dernières années surtout, pour que nous puissions prétendre ajouter quelque chose à l'étude de l'ostéomyélite en général.

Toutefois il nous a paru que l'ostéomyélite à localisations multiples présente dans son étiologie, ses symptômes, son anatomie pathologique, sa marche, son diagnostic, son pronostic, et même son traitement, une allure assez particulière, pour qu'il soit indispensable de passer en revue chacun de ces chapitres. Mais nous nous attacherons seulement à mettre bien en lumière les particularités que semble présenter pour nous la multiplicité des localisations, les points spéciaux qui ont paru se dégager des observations que nous avons compulsées à ce sujet.

Pour ce qui est des caractères par lesquels l'ostéomyélite à localisations multiples participe de l'ostéomyélite en général, nous nous contenterons de les indiquer rapidement.

CONTRIBUTION A L'ÉTUDE

DES

OSTÉOMYÉLITES

A LOCALISATIONS MULTIPLES

ET SUCCESSIVES

CHAPITRE PREMIER

ÉTIOLOGIE

Les localisations multiples peuvent se rencontrer, bien qu'avec une fréquence différente, dans les diverses variétés d'ostéomyélite ; nous aurons donc à en étudier les circonstances étiologiques dans chacune des formes que peut revêtir la maladie, et nous rappelons, à ce sujet, la division adoptée aujourd'hui en :

Ostéomyélite aiguë des adolescents.
Ostéomyélite prolongée.
Ostéomyélite chronique d'emblée.

1° OSTÉOMYÉLITE AIGUË DES ADOLESCENTS

Et, d'abord, la multiplicité des localisations est-elle fréquente dans l'ostéomyélite aiguë des adolescents ? Les auteurs qui décrivent l'ostéomyélite, en général, n'insistent guère sur ce caractère particulier que nous avons en vue, et nous avons été surpris de constater que les auteurs des grands traités de chirurgie classique ne consacrent que peu de lignes à cette variété d'infection osseuse qui présente, cependant, à notre avis, une grande importance clinique.

Certains même sembleraient faire des localisations simultanées à plusieurs points du squelette, le privilège presque exclusif de la tuberculose osseuse. Il nous paraît donc qu'il y aurait lieu d'insister davantage sur cette multiplicité des localisations, pour en faire ressortir la fréquence.

En effet, les exemples ne manquent pas, si l'on veut compulser un nombre suffisant d'observations d'ostéomyélite, et nous ne saurions mieux faire, pour en donner une idée, qu'en citant les statistiques de Haaga, qui, dans l'espèce, sont parmi les plus complètes qui aient été établies. Sur 403 cas d'ostéomyélite qu'il a recueillis à la clinique de Tubingue, 82 fois il a pu relever des localisations à deux ou plusieurs points du squelette, donnant lieu à 190 lésions. Nous aurons à voir, ultérieurement, quels étaient les sièges de prédilection de l'infection osseuse ; retenons simplement qu'un cinquième des malades de Haaga présentaient des localisations multiples.

Ollier a, lui aussi, rencontré cette particularité dans de fortes proportions, et remarqué, surtout, combien peuvent être nombreuses chez un même malade ou sur un seul os, les points où l'invasion microbienne a produit des dégâts.

M. le professeur Estor a bien voulu mettre à notre disposition les cahiers où sont consignées les observations de son service de clinique chirurgicale infantile, et nous avons pu y relever la fréquence relative des localisations osseuses multiples : 4 fois sur 14, proportion plus forte que dans la statistique de Haaga.

Il nous paraît donc que la fréquence des localisations multiples de l'ostéomyélite ne peut plus être mise en doute, nous nous efforcerons d'en trouver les causes dans les diverses circonstances étiologiques qui président à l'apparition de l'inflammation et de la suppuration osseuses. Nous espérons montrer, dans un des chapitres qui suivront, que cette variété d'ostéomyélite affecte, d'ordinaire, une allure clinique grave. Et, en effet, les recherches étiologiques aboutissent à ces conclusions, que les conditions produisant la multiplicité des localisations, sont précisément les conditions qui augmentent la virulence du microbe ou facilitent des dégâts dans les tissus.

Bien des facteurs peuvent entrer en jeu pour accroître la gravité du mal et favoriser la multiplicité des lésions. Au tout premier rang, nous croyons devoir mettre les conditions qui se rapportent au microbe lui-même. C'est dire que nous allons, d'abord, considérer les :

Causes efficientes. — a) NATURE DE L'AGENT MICROBIEN. — Nous n'avons pas à donner ici la nomenclature complète, ni les propriétés biologiques de tous les microbes qui peuvent produire l'ostéomyélite. Nous nous demanderons seulement quels sont, parmi ces agents, ceux qui produisent le plus volontiers des localisations multiples.

Le *staphylocoque doré*, qui, on le sait, doit être, dans la grande majorité des cas, considéré comme l'agent responsable de l'ostéomyélite, occupe aussi le premier rang parmi les microbes susceptibles de déterminer des localisations multiples. Son mode de distribution et d'élimination dans l'organisme rend assez bien compte de ce fait.

Nous rappelons, en effet, qu'après s'être diffusé dans le sang et avoir traduit sa présence par des symptômes généraux de gravité variable, il tend à s'éliminer par le rein, ou à se localiser sur la portion juxta-épiphysaire des os en voie d'accroissement.

C'est habituellement sur un seul os et en un seul point que s'épuise la virulence du microbe. Nous verrons, dans le chapitre de pathogénie, comment on peut expliquer la possibilité de localisations multiples.

Mais le staphylocoque doré n'est pas le microbe spécifique de l'ostéomyélite. Le staphylocoque blanc vient, par ordre de fréquence, immédiatement après lui, et M. le professeur Estor l'a rencontré dans un cas d'ostéomyélite à localisations multiples, qui fait l'objet de l'observation I. A côté de ces espèces microbiennes et du staphylocoque citrin, qui produit des symptômes et des lésions analogues, bien que leur marche soit plus lente, nous devons citer:

Le *streptocoque pyogène*, qui peut aussi produire des lésions inflammatoires et nécrosiques en un ou plusieurs points du squelette. Mais sa tendance à la localisation est moins marquée que pour le staphylocoque; aussi, lorsque l'infection est assez accentuée, les lésions osseuses sont plutôt diffuses que multiples; les symptômes généraux sont alors graves et le malade meurt d'infection générale avant que se soient faites dans son squelette des localisations multiples, avec séquestres bien délimités.

Le *pneumocoque* est susceptible de produire la suppuration

osseuse à l'occasion ou en dehors d'une pneumonie. Mais nous y observons plus rarement encore que dans le cas d'infection streptoccocique la nécrose bien limitée et intéressant plusieurs points du squelette. La production d'arthrites et de suppurations multiples sera ici la tendance dominante de la maladie, et, bien que l'évolution en soit sévère dans son expression clinique, la réparation se fera assez bien sans production de sequestres.

Le *bacille d'Eberth* est assez souvent le facteur d'inflammations ostéomyélitiques au moment de la convalescence de la fièvre typhoïde ou plus tard. La suppuration, la nécrose n'y sont pas rares : leur marche est souvent longue ; la multiplicité des localisations a été plusieurs fois observée au niveau des côtes surtout.

Enfin le *coli-bacille* produit aussi des lésions souvent multiples uni ou bipolaires et dont le lieu d'élection semble être comme pour l'infection à streptocoques l'extrémité supérieure du tibia ou l'extrémité inférieure du fémur.

Tels sont les principaux microbes que l'on rencontre dans l'ostéomyélite avec l'aptitude particulière que possède chacun à produire des localisations multiples dans le tissu osseux. La nature de l'agent infectieux a donc un rôle considérable dans la localisations des lésions, et c'est le staphylocoque qu'il faudra surtout s'attendre à rencontrer, quand plusieurs os sont atteints.

b) La VIRULENCE du microbe a peut-être une importance plus grande encore, et à ce point de vue il est indispensable de citer les expériences si captivantes de M. Rodet. La rigueur scientifique des observations auxquelles elles ont donné lieu permet de bien voir quelle est la différence dans l'évolution et les lésions suivant l'activité des cultures injectées.

M. Rodet injecte, dans la veine jugulaire d'un lapin,

un demi-centimètre cube de culture de staphylocoque ; il obtient au bout de six jours dans la région juxta-épiphysaire des deux fémurs, d'un tibia, d'un humérus, les lésions caractéristiques de l'ostéomyélite, suppuration et nécrose.

Nous reviendrons plus tard sur les lésions décrites par M. Rodet; elles ressemblent en tous points à celles que provoque le staphylocoque doré chez l'homme, à cela près que les localisations qui sont ou paraissent simultanées chez l'animal en expérience, se montrent successivement en clinique. Elles sont en foyers circonscrits et localisées au voisinage de l'épiphyse, pouvant dans certains cas provoquer le décollement épiphysaire dont l'observation clinique n'est pas rare chez les adolescents. Les os le plus souvent atteints sont exactement ceux qui chez l'homme présentent les localisations de prédilection de l'ostomyélite. Toutes lésions d'ailleurs provoquées par la simple injection, sans traumatisme préalable, ce qui est d'autant plus probant pour le rôle du microbe.

Le plus grand nombre des lapins soumis à ces expériences avec des cultures peu virulentes présente des lésions analogues. Mais avec des cultures plus actives on observe des cas aigus évoluant en 1 à 3 jours et les lésions ici sont encore plus généralisées, intéressent de nombreux points du squelette, se localisent d'abord et surtout à la région juxta-épiphysaire, mais peuvent aussi intéresser la plus grande partie de la diaphyse. C'est alors une vascularisation diffuse péri-épiphysaire avec hémorragies sous-périostées, taches conjonctives des points voisins de la région juxta-épiphysaire, lésions suppuratives du rein, du cœur, du foie, des muscles. Chez l'homme, certaines autopsies chez des sujets morts d'ostéomyélite à marche aiguë ont permis de constater de semblables lésions osseuses et viscérales. Dans des cas suraigus provoqués par une culture très virulente, la localisation n'a pas eu le temps de se faire : l'intoxication générale a emporté l'animal en expérience.

Enfin avec des cultures atténuées les lésions osseuses sont minimes, il y a prédominance des arthrites. C'est ainsi que M. Rodet fait des injections avec deux séries de cultures parallèles mais dont l'une est à une température favorable à la conservation du microbe (34°),et l'autre rendue moins virulente par une élévation de température (42°); un centimètre cube de la première injecté dans la jugulaire tue un lapin en quatre jours et l'on trouve des localisations multiples d'un humérus et d'un fémur,la même quantité de la culture atténuée,aboutit seulement à des suppurations articulaires et rénales et tue le lapin en sept jours.

Il semble donc bien résulter de ces expériences qu'une culture très atténuée ne peut produire que des lésions d'arthrite, comme si le tissu osseux était capable dans ces circonstances de résister à l'envahissement microbien; mais, à partir d'un certain degré de virulence, les phénomènes de suppuration osseuse et de nécrose apparaissent et se localisent en des points du squelette d'autant plus nombreux que la culture est plus active. Au reste,c'est ce qu'exprime M.Rodet dans les lignes suivantes qui sont en grande partie le résumé de ces expériences :

« Le microbe de l'ostéomyélite, dit cet auteur, est capable d'évoluer dans le tissu cellulaire lâche, dans la peau, mieux dans les reins et dans les muscles, mieux encore dans les os, c'est le tissu osseux qui est son terrain de prédilection. Si on l'injecte dans le sang en quantité moyenne et un degré moyen de virulence, il choisit son terrain favori et ne se localise que dans le tissu osseux; mais s'il y est versé en plus grande quantité ou avec un haut degré de virulence,il devient plus exigeant pour la nature du terrain, multiplie ses localisations et pullule en foyers multiples dans l'épaisseur du périoste, dans les reins et surtout dans les muscles. Lorsqu'il est fortement atténué,le tissu osseux lui même lui résiste; dans ce cas,s'il est

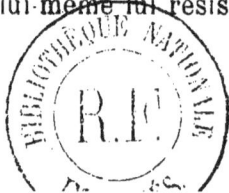

2

en même temps injecté à haute dose, il lèse gravement les reins : la localisation rénale paraît dépendre plutôt de la quantité que de la virulence. »

L'expérimentation semble donc bien démonstrative pour ce qui est des rapports entre la virulence des agents de l'infection osseuse, et de la multiplicité des lésions. En est-il de même sur le terrain de la clinique, et nos assertions ne sont-elles pas un peu trop théoriques? Il nous paraît que l'on n'a pas assez recherché la virulence microbienne dans les cas de localisations multiples; il serait intéressant de savoir si l'inoculation aux animaux, révèle dans ce cas une plus grande activité de l'agent; ce point particulier appelle certainement de nouvelles recherches, qui seraient le corollaire des expériences précédemment rapportées. Tout au moins peut-on affirmer que la clinique semble déjà résoudre le problème dans le même sens que l'expérimentation : la gravité des symptômes généraux, qui est d'observation si fréquente dans l'ostéomyélite à localisations multiples, est bien en rapport avec une particulière malignité de l'agent infectieux. Nous n'insisterons pas ici sur ces manifestations générales, elles seront mieux placées dans le chapitre de symptomatologie.

Mais la virulence n'est pas le seul élément qui entre en jeu dans l'allure clinique qu'affecte une infection microbienne donnée :

c) LA QUANTITÉ des microbes envahisseurs doit être mise en ligne de compte, ce que faisait une virulence exagérée, un apport massif pourra le faire : l'expérimentation sur les animaux vient le démontrer. Il ne saurait en être autrement en clinique, bien que la démonstration en soit malaisée. Nous reviendrons sur ce point, au sujet de la pathogénie.

d) LES ASSOCIATIONS MICROBIENNES peuvent également favoriser la multiplicité des localisations, et ce n'est ici qu'un cas particulier de virulence que subissent en général les cultures renfermant plusieurs microbes, et de l'hyper-toxicité qui caractérise les produits solubles résultant de ces cultures. Il est même assez probable, ainsi que le pense M. Dor, après de nombreuses expériences, que, dans l'ostéo-myélite comme dans la plupart des maladies infectieuses, le principal rôle revient aux produits solubles que sécrètent les microbes plutôt qu'aux microbes eux-mêmes. Au reste, les expériences de Lexer (de Berlin) nous semblent suffisam-ment concluantes à cet égard. Tandis que les injections de staphylocoques, à faible dose produisent des lésions à mar-che lente et à siège ordinairement unique, les injections de microbes associés (staphylocoque associé à un autre agent microbien) donnent, en même temps que des symptômes généraux graves, des suppurations étendues à plusieurs os, des abcès sous-périostés, des décollements épiphysaires. Avec le streptocoque, dont l'action se manifeste toujours, chez les animaux, par une allure clinique grave, les localisa-tions sont ordinairement multiples, et se présentent sous forme de nécroses, d'hyperostoses, de décollements épiphy-saires, de fractures spontanées. Dans les cas où l'examen du pus provenant de lésions ostéomyélitiques multiples chez l'homme a été fait, on a pu retrouver ces associations microbiennes. Nous citerons à cet égard le cas rapporté par Lejars (*Gazette des hôpitaux,* nov. 1891) où le microscope démontra l'existence dans un même abcès du staphylocoque blanc et du staphylocoque doré.

Tous ces faits concordent bien, nous semble-t-il, pour mon-trer que les localisations multiples sont ordinairement dues à une infection grave, et que le facteur microbien intervient avec un coefficient élevé dans la genèse de ces localisations.

Il y aurait encore beaucoup à faire pour dégager les divers éléments qui interviennent dans l'aggravation de l'injection microbienne, et les recherches du laboratoire aideraient puissamment la clinique pour faire la part de la nature microbienne, de l'exaltation de virulence des associations, dans les divers cas où s'observe la multiplicité des foyers.

Ce n'est pas à dire que toute l'importance doive être attribuée à la cause efficiente, au microbe, dans la production des localisations multiples.

Causes occasionnelles. — Les causes occasionnelles doivent aussi être prises en considération, bien que leur rôle nous paraisse plus modeste, mais ici l'observation clinique a plus d'importance, et suffit à démontrer l'influence de ce second groupe d'éléments étiologiques.

Le traumatisme est assez souvent signalé parmi les causes qui semblent déterminer les localisations uniques ou multiples de l'ostéomyélite, et l'on conçoit, en effet, qu'une fracture, un choc quelconque puissent appeler sur une région du squelette ainsi rendue moins résistante des germes déjà localisés en un autre point ou encore disséminés dans le sang. C'est le cas du jeune homme observé par Lejars (*Gazette des hôpitaux*, nov. 1891), présentant des lésions ostéomyélitiques au péroné, au tibia, au fémur du côté droit, au fémur gauche et au sacrum, et chez qui l'origine des accidents remonte à une chute sur la jambe. Tel est encore le cas du malade de Chavasse (communication à la Société de chirurgie, oct. 1888), qui tombe sur le moignon de l'épaule et présente des localisations ostéomyélitiques graves de l'humérus droit d'abord, du fémur droit ensuite.

Une inflammation de voisinage pourra aussi servir de point d'appel, et tout comme le traumatisme faire son lit à

l'ostéomyélite. C'est ainsi qu'un panaris, chez un sujet por-
teur de lésions d'ostéomyélite, pourra être l'occasion d'une
inflammation suppurative et nécrosique de la phalange voi-
sine.

Causes prédisposantes. — Ne diffèrent guère de celles
que l'on observe dans l'ostéomyélite en général. Elles prépa-
reront la multiplicité des localisations, si elles sont portées à
un degré assez élevé, ou si elles intéressent directement plusieurs parties du squelette. C'est donc surtout une question
de degré et de localisation.

Localement la *constitution anatomique* de l'os prédispose
aux localisations multiples, comme elle préparait aux localisations uniques, et c'est dans le bulbe des os longs que sera le
siège des lésions simultanées ou secondaires. Nous verrons au
sujet de l'anatomie pathologique avec quelle fréquence on
observe la symétrie des lésions dans les points du squelette
qui sont le lieu d'élection de l'infection microbienne.

Toutefois, nous devons signaler que les os courts sont fréquemment atteints dans les cas de localisations multiples,
tandis qu'on y observe bien rarement la localisation unique
de l'ostéomyélite. Nous y reviendrons, mais retenons, dès
maintenant, que la constitution anatomique de l'os a peut-
être une moindre importance quand il s'agit d'infection à sièges multiples.

La notion de l'*âge* n'a rien de spécial, et c'est surtout au
moment de la période d'accroissement que se manifeste la variété que nous étudions. Nous n'y insistons pas.

Enfin, l'*état général* ne doit pas être oublié dans l'énumération des causes qui appellent la multiplicité des localisations, et ceci est bien en rapport avec ce que nous avons dit
de la gravité habituelle de cette forme. Ce sont fréquemment

des malades déjà atteints de tares tuberculeuses ou autres :
le malade de Chavasse est d'aspect chétif (*Revue de chirurgie*, 1888, page 1012); le malade de Berger atteint de lésions
nécrosiques de l'humérus et du fémur gauche et en proie à
l'intoxication paludéenne (*Revue de chirurgie*, 1885) : le malade observé par Gauderon et qui présente des localisations
graves, surtout au fémur droit et au radius gauche, était fils
d'une mère phtisique; il avait eu à supporter de grandes fati-
gues et prenait fréquemment des bains dans une mare d'eau
très froide.

Le *froid* est en effet une cause importante de localisation
en divers points, et nous pouvons voir encore dans le service
de M. le professeur Estor un petit berger de la montagne,
qui était souvent exposé à mouiller ses vêtements dans des
mares, qui passait des jours et des nuits sans se déshabiller,
et qui présente en ce moment une ostéomyélite de l'extrémité
inférieure des deux fémurs. De semblables faits ont été plusieurs fois relevés au sujet de petits bergers couchant sur la
terre humide et présentant des formes graves d'ostéomyélite.

Enfin, ajoutons pour terminer que la cause des localisations
multiples est quelquefois inconnue. Les recherches de laboratoire pourraient peut-être, pensons-nous, éclairer la pathogénie de ces faits.

2° OSTÉOMYÉLITE PROLONGÉE A LOCALISATIONS MULTIPLES

Les observations d'ostéomyélite aiguë à localisations multiples que nous avons dépouillées, nous ont permis de constater que les différentes lésions n'apparaissaient pas simultané-

ment, en un mot, que dans la grande majorité des cas les localisations étaient multiples et successives. On conçoit facilement qu'un foyer primitif puisse être suivi d'accidents secondaires et éloignés au bout d'un temps quelquefois considérable, on aura ainsi le type d'ostéomyélite prolongée à localisations multiples et successives, ne différant en somme de l'ostéomyélite aiguë à localisations multiples, que par l'intervalle de temps qui sépare les deux atteintes.

Ces faits ne sont pas très fréquents. L'ostéomyélite prolongée, en effet, siège le plus souvent dans l'ancien foyer ; la localisation reste donc unique, bien que les poussées d'inflammation soient multiples, et ces cas n'entrent pas dans notre cadre.

Cependant il n'est pas rare de relever des faits dans lesquels, après un nombre d'années plus ou moins grand, se fait une nouvelle poussée en un ou plusieurs points différents du siège primitif, et probablement prédisposés par une circonstance souvent difficile à éclaircir. C'est bien le cas de ce malade dont Lejars publie l'observation (*Gaz. des hôpit.*, 1897, p. 1218) sous la rubrique de « De l'ostéomyélite chronique prolongée à distance » et qui, atteint primitivement d'ostéomyélite du tibia, du péroné gauche et du fémur droit, présente huit ans après une ostéomyélite du sacrum. Cette dernière localisation avait probablement pour point de départ le foyer fémoral resté fistuleux.

N'est-ce pas le cas aussi de ce malade de Tillaux (*Gaz. des hôpit.*, 1884, p. 254) à qui un chirurgien d'Angers retire en 1882 55 séquestres du tibia gauche et qui en 1894 est opéré par Tillaux d'ostéomyélite de l'humérus droit avec pus à l'intérieur du canal médullaire.

Nous croyons donc pouvoir conclure que la multiplicité des lésions peut aussi se traduire sous forme d'ostéomyélite prolongée, et il semble se dégager des observations que nous avons lues que ces faits s'observent surtout, lorsque la phase aiguë s'est elle-même localisée en plusieurs points et manifestée cliniquement sous une forme sévère qui semblait traduire la gravité de l'infection.

Enfin, il nous reste à nous demander si les localisations multiples et successives peuvent se rencontrer dans la troisième variété.

3° Ostéomyélite chronique d'emblée

(de Trélat et Demoulins)

Il semble que la multiplicité des localisations soit ici exceptionnelle, bien que l'extension à une grande partie ou même à la totalité de la diaphyse soit commune dans cette forme. C'est ici une « ostéomyélite atténuée », ainsi que l'a désigné Lannelongue, une infection dont toute la virulence s'épuisera dans le point envahi dès le début. L'expérimentation justifie cette opinion.

Lexers (de Berlin), dont nous avons déjà cité des expériences, reproduit des ostéomyélites chroniques d'emblée avec des cultures très atténuées de staphylocoque doré. La clinique nous apprend que les localisations uniques sont la règle. Nous citerons cependant l'observation de MM. Vallas et Vauthey (*Province médicale*, 18 juillet 1896), où l'ostéomyélite à forme chronique avait élu domicile à la partie supérieure du tibia droit, à l'extrémité supérieure du cubitus gauche à l'extrémité inférieure du radius gauche. Les cultures faites avec le pus restèrent stériles.

Cette variété ne nous retiendra pas plus longtemps, elle n'a qu'un intérêt fort restreint pour le point de vue où nous nous plaçons dans ce travail. Nous avons épuisé de ce fait l'énumération des circonstances étiologiques. Voyons si nous pouvons pénétrer plus intimement le mécanisme, le processus, par lequel se font les localisations microbiennes multiples à l'intérieur du tissu osseux.

CHAPITRE II

—

PATHOGÉNIE

Il semble que dans les cas ordinaires d'ostéomyélite aiguë l'infection, d'abord généralisée, se localise bientôt en un point plus particulièrement prédisposé par des circontances physiologiques ou accidentelles. Là se fait une sorte de concentration microbienne peut-être par un processus biologique que nous comparerions volontiers à ce qui se produit dans les abcès de fixation de Fochier. C'est en ce point que les germes vont en quelque sorte porter leur effort et que va s'engager la lutte, après une phase où l'envahissement était localisé à plusieurs extrémités osseuses, ce qui traduisait la douleur en plusieurs points du squelette et l'accroissement général de la taille du sujet.

Mais on peut très bien concevoir qu'il se produise un nouvel apport microbien donnant lieu à une nouvelle localisation ostéomyélitique. Il semble plus conforme à la réalité des faits d'admettre que la colonie microbienne primitive était trop massive, que les germes se trouvaient en quantité trop considérable pour pouvoir se condenser tous au niveau d'une seule extrémité osseuse où ils épuiseraient leur action. Il se fait alors des migrations vers un point prédisposé et les lésions successives ne sont que le résultat de ces essaims partis du siège primitif. C'est là, nous semble-t-il, l'interprétation la plus simple et fort probablement la plus exacte. Il est bien certain que la même explication sera applicable dans le cas où l'apport infectieux est exceptionnellement actif par le fait d'une association microbienne.

Enfin dans une dernière hypothèse les agents responsables des dégâts ostéomyélitiques seraient doués d'une suffisante virulence pour produire des lésions graves en chacun des points où se fait un apport de germes. Dans ce cas, au lieu d'observer çà et là en divers points du squelette des phéno-mènes de congestion et de douleur fugace traduisant une atteinte légère et superficielle des microbes qui iront en peu de jours, en peu d'heures quelquefois, se localiser en un point osseux unique, on aurait des phénomènes de suppuration et de nécrose de tous les points frappés. C'est en pareille circonstance que l'on peut voir des séquestres multiples et rapidement formés, dûs à ce que l'os est foudroyé par un agent hypertoxique. Ces cas, disons-le, se rencontrent rarement en clinique et correspondent surtout aux faits expérimentaux dans lesquels on observe simultanément en divers points du squelette des lésions étendues diffuses, marquées en peu de jours par une congestion violente, de la suppuration ou quelquefois même des nécroses très étendues. Ajoutons que ces faits cliniques quelle que soit leur énorme gravité, ne sont encore qu'une atténuation de ces infections staphylococciques dans lesquelles le malade meurt en peu de jours ou même en quelques heures, victime d'une véritable septicémie qu'explique une invasion par trop massive ou hypervirulente. Dans ces cas on peut observer une congestion violente de presque tous les os longs où la localisation n'a pas eu le temps de se faire. D'autres fois le squelette même n'est pas atteint et c'est une infection générale avec lésions prédominant du côté du rein qui n'a pu suffire à sa tâche et éliminer les éléments microbiens. Tel est le degré extrême de la diffusion des lésions et de l'intoxication de l'organisme. Nous les aurons assez peu en vue dans le cours de ce travail.

C'est ainsi qu'en allant des cas les plus simples aux plus graves nous voyons les différents degrés d'une infection qui est d'abord généralisée, à plusieurs points du squelette et même à toute l'économie, mais dont la tendance est dans la localisation à un seul bulbe osseux.

La multiplicité des localisations doit trouver son explication, nous semble-t-il au moins pour la majorité des cas, dans ce fait que les microbes responsables sont doués d'un excès de virulence et aussi dans la prédisposition qui peut s'observer à la fois en plusieurs points du squelette. Nous ne ferons que rappeler ici le cas de notre malade du service de M. le professeur Estor, qui, après une première atteinte au fémur gauche, continue à se mouiller les jambes et voit le fémur droit se prendre à son tour et présenter de très graves désordres.

Les cas que nous avons pu relever d'*ostéomyélite prolongée à distance* n'exigent pas une explication essentiellement différente de celle que nous avons donnée au sujet des localisations multiples de l'ostéomyélite aiguë. Les expériences de M. Rodet montrent l'existence de staphylocoques dans des trajets fistuleux existant depuis un an, vingt-cinq ans, cinquante ans. Puisque le germe est dans l'organisme il pourra, à un moment donné, coloniser en un autre point du squelette. Après l'étude étiologique que nous avons faite, il nous paraît inutile d'insister sur les circonstances qui pourraient appeler ces apports microbiens en un nouveau point.

Pour ce qui est enfin de l'*ostéomyélite chronique d'emblée*, la bénignité habituelle des germes est en rapport avec la rareté des localisations multiples. Une déchéance de l'état général explique la succession des désordres anatomiques dans les rares cas où on les observe.

CHAPITRE III

——

ANATOMIE PATHOLOGIQUE

Sous quel aspect se présentent les lésions osseuses qui apparaissent dans les circonstances étiologiques que nous venons d'indiquer ?

Pour apporter un peu d'ordre dans cette description nous indiquerons successivement :

1° Le siège des lésions dans le squelette.

2° Leur siège dans l'os.

3° Leur aspect quelle que soit leur localisation.

4° Les lésions du voisinage.

1° SIÈGE DANS LE SQUELETTE.—Il est à prévoir que les points du squelette où se font le plus volontiers les localisations de l'ostéomyélite uniosseuse seront aussi aptes à recevoir les migrations microbiennes parties d'un point du tissu osseux déjà atteint ; c'est dire que les os longs devront être mis au premier rang parmi les localisations. Les phénomènes d'accroissement y présentent une activité qu'on ne retrouve pas dans les os courts, les apports nutritifs dont ils sont le siège au moment de l'adolescence, leur situation au sein des masses musculaires, en font des lieux de prédilection pour la pullulation des germes tels que le staphylocoque, le streptocoque qui aiment les régions richement nourries ; aussi peut-on très souvent constater une remarquable symétrie dans les localisations multiples et successives de l'ostéomyélite. Pour ne citer que les observations empruntées à la clinique de M. le professeur Estor, sur 4 cas de localisations multiples 3 fois nous relatons une double localisation symétrique, aux deux tibias, aux deux fémurs, aux deux humérus. Mais, tandis que les os longs sont à peu près exclusivement intéressés dans l'ostéomyélite ordinaire, dans les cas d'ostéomyélite pluriosseuse les os courts sont assez souvent le siège de localisations à distance, et des diverses statistiques de Bruns, Volkmann, Lannelongue, Kocher, etc., Gangolphe croit pouvoir conclure que l'ostéomyélite des os courts est accompagnée 97 fois sur 100 d'ostéomyélite des os longs : elle serait donc à peu près toujours secondaire et traduirait une ostéomyélite à localisations multiples et successives.

Quels sont maintenant les divers os frappés par l'ostéomyélite dans les cas de localisations multiples ? Pour les os longs, les statistiques donnent à très peu de choses près les mêmes résultats que dans les cas où la localisation se limite à un seul os. Nous aurons donc à citer par ordre de fréquence le fémur, le tibia, l'humérus, le cubitus, les phalanges. Les quatre malades du service de M. le professeur Estor, qui ont servi de point de départ à notre travail, nous donnent huit localisations, dont trois à l'extrémité supérieure du tibia, deux à l'extrémité inférieure du fémur, trois à l'extrémité supérieure de l'humérus. Pour ce qui est des os courts ou plats, les statistiques réunies des auteurs déjà cités permettent de les ranger ainsi par ordre de fréquence : clavicule, omoplate, os iliaque, calcanéum, côtes, occiput, zygomatique, mâchoire, astragale, vertèbres, sacrum.

Y a-t-il maintenant des rapports de proximité qui permettent d'établir que la propagation microbienne a pu se faire par contiguité ? Le fait est assez fréquent. Le malade de Lejars (*Gaz. des hôp.*, 12 nov. 1891), dont nous avons déjà parlé, présente, après un traumatisme, une localisation de la malléole externe d'abord, de la malléole interne ensuite. Le malade d'Ollier (*Revue de chirurgie*, 1896, p. 587) offre successivement des localisations du tibia gauche, de l'astragale, du calcanéum du même côté. Il nous serait facile de citer des faits semblables.

Enfin, pour ce qui est du nombre des os envahis, dans les cas que nous étudions, il est toujours assez restreint. D'après les statistiques recueillies par Gangolphe, et auxquelles nous faisons encore une fois appel, sur 82 malades à lésions ostéo-myélitiques multiples :

64 fois les localisations intéressaient   2 os
12   —   —   —   3 —
4   —   —   —   4 —
2   —   —   —   5 —

2° SIÈGE DES LÉSIONS DANS L'OS. a) *Os longs.* — Quel que soit le nombre des localisations, le siège des lésions se fera toujours, dans les os longs, au niveau de la portion bulbaire de l'os, où se manifestent avec le plus d'intensité les phénomènes d'accroissement. C'est là un fait bien connu depuis les travaux de Lannelongue, et Gangolphe a indiqué que la face diaphysaire du cartilage de conjugaison est quinze fois plus active que la face épiphysaire du même cartilage. C'est donc sur la première face que se localisera le processus d'ostéite. Mais chaque os a deux bulbes inégalement actifs et inégalement atteints. C'est ainsi que les extrémités supérieure du tibia et inférieure du fémur, d'une part, supérieure de l'humérus, inférieure du radius et du cubitus, d'autre part, seront le lieu d'élection des processus pathologiques, de même qu'ils sont le lieu d'activité des processus prolifératifs. Ce n'est pas à dire, cependant, que l'un et l'autre bulbe d'un même os ne puissent être successivement atteints ; alors est réalisée l'ostéite bipolaire d'Ollier, qui semble un premier degré de la variété d'ostéomyélite à localisations multiples.

Enfin, dans d'autres cas, toute la diaphyse est envahie, c'est la pandiaphysite de Poncet qui peut intéresser à la fois plusieurs os et s'observer dans des cas d'infection exceptionnellement virulente, le clinicien les observe moins souvent que l'expérimentateur. Cependant nous devons noter une tendance à l'extension, à l'envahissement d'une grande portion osseuse, comme nous aurons l'occasion de l'indiquer dans le paragraphe suivant. Quoi qu'il en soit, le mal a toujours son point de départ dans la bulbe de l'os, et dans un cas où le maximum des lésions semblait siéger en pleine diaphyse du tibia, M. le professeur Estor fut amené, en évidant de proche en proche, à monter jusqu'au bulbe supérieur du tibia où se trouvaient les lésions les plus anciennes et les plus étendues.

b) Os courts. — Pour ce qui est des os courts, les localisations sont moins uniformes et nécessiteraient une description particulière pour chacun d'eux. La fréquence des localisations ostéomyélitiques, à leur niveau, est trop rare pour que nous pensions devoir préciser ce siège. Indiquons seulement que les phénomènes de suppuration se montreront surtout dans les points qui sont le siège du processus ostéogénique, et c'est l'os coxal qui en offre l'exemple le plus parfait par ses lésions péricondyliennes, c'est-à-dire au point de rencontre des trois os constitutifs.

3° ASPECT DES LÉSIONS DANS CHACUNE DES LOCALISATIONS PARTICULIÈRES. — On peut schématiser l'évolution des lésions en décrivant, ainsi que pour tout foyer d'ostéomyélite, trois périodes : 1° Inflammation ; 2° Suppuration et nécrose ; 3° Réparation. Nous ne ferons qu'indiquer rapidement les diverses phases de ce processus, qui aboutit à la nécrose.

L'inflammation se marque par une congestion, une vaso-dilatation de tous les vaisseaux de l'os cheminant sous la moelle, les canaux de Havers et la couche sous-périostique. C'est une panostéite.

A la période de suppuration la diapédèse s'est faite, les globules blancs ont été en grande partie vaincus ; le pus s'étend dans le bulbe, les canaux de Havers, la couche sous-périostée, et, suivant l'expression de Gangolphe, « au bain de moelle succède un bain de pus ».

La nécrose va être la conséquence de cette suppuration, soit que les vaisseaux nourriciers aient été détruits par le pus, soit qu'ils aient été comprimés et oblitérés par l'ostéite condensante. On connaît l'aspect de ces séquestres, séquestres primitifs, séquestres de nécrose, à travées ogivales qui entretiendront la suppuration et empêcheront longtemps que se complète la troisième phase de réparation par la formation de l'os périostique.

Ces trois phases se succèderont aussi dans l'ostéomyélite à localisations multiples. Bien souvent chacune d'elles ne différera guère du processus habituel dont nous venons de donner un résumé. Cependant, il faut noter dans le cas d'infection osseuse à sièges successifs une remarquable tendance à occuper de grandes portions osseuses, à faire de volumineux séquestres.

C'est ainsi que dans l'observation I de M. le professeur Estor, nous avons vu les lésions envahir à peu près toute l'étendue du tibia. Dans l'observation II, l'un des fémurs a été complètement évidé. Dans l'observation IV, toute l'ancienne diaphyse humérale est nécrosée et engainée dans l'os nouveau. Ces lésions, accompagnées ordinairement de symptômes généraux graves, font contraste avec ce que l'on observe dans les formes bénignes, remarquables par la limitation de la nécrose et le plus de durée des symptômes d'infection générale.

Quelques-unes des observations que publient les divers auteurs sont encore bien remarquables à cet égard. Dans le cas Gauderon, le radius gauche est dans les deux tiers inférieurs transformé en un séquestre éburné qui a l'aspect d'un pilon de pharmacie. Dans un cas de M. Ollier, toujours à localisations multiples, ce chirurgien enlève un séquestre qui comprend à peu près toute la diaphyse tibiale. Enfin nous avons cru remarquer que bien souvent le foyer secondaire était beaucoup plus étendu que le premier, comme si l'organisme déjà affaibli par une première atteinte ostéomyélitique résistait moins bien à la nouvelle attaque. Plusieurs observations de M. le professeur Estor nous montrent des diaphyses presque complètement détruites, alors que la première localisation ne se manifestait que par la cicatrice d'une fistule spontanément fermée.

Une autre particularité qui nous a paru aussi digne d'être signalée, est la rapidité avec laquelle se forment quelquefois les séquestres. Ce fait traduit l'intensité de l'infection qui manifestait déjà la multiplicité des localisations. L'expérimentation surtout montre fréquemment des animaux inoculés avec des cultures virulentes ou massives et présentant en divers points des lésions qui n'ont pu aller jusqu'à la nécrose et qui consistent en une congestion violente ou une suppuration diffuse. Les lapins inoculés par M. Rodet montrent de nombreux exemples de ces faits.

En clinique on peut rencontrer aussi des cas graves où le processus pathologique n'a pas franchi les stades d'inflammation et de suppuration. Ils correspondent toujours à des formes sévères dont la marche est rapide.

La période de réparation présente peu de phénomènes par-

ticuliers. Indiquons que cette production de tissu osseux peut
être lente ou impossible quand les portions reproductrices
ont été frappées de mort par la gravité de l'infection, et l'on
conçoit qu'il en résulte de l'impotence fonctionnelle, des fractures comme dans l'observation I de M. le professeur Estor.

4° LES LÉSIONS DE VOISINAGE ne nous arrêteront guère
puisqu'elles ne nous présentent rien de spécial à la forme
qui nous intéresse. Peut-être cependant les complications
articulaires y sont-elles un peu plus fréquentes que dans
l'ostéomyélite à localisation unique. Ces arthrites ont pu
même servir d'intermédiaire entre le foyer primitif et une
localisation secondaire ou segment du membre voisin resté
sain jusque-là.

Enfin les décollements épiphysaires, les fractures pathologiques, les déformations, l'atrophie s'observent dans l'ostéomyélite à localisations multiples avec une préférence au moins
aussi grande que dans l'ostéomyélite aiguë ordinaire.

Il nous semble inutile de les décrire ici avec détails. Ce
serait prolonger inutilement un chapitre d'anatomie pathologique en insistant sur des lésions que l'on rencontre dans
toute ostéomyélite.

CHAPITRE IV

SYMPTOMES

Les signes qui traduisent l'envahissement de l'organisme par l'ostéomyélite pluriosseuse ne diffèrent pas essentiellement de ceux que l'on observe dans l'ostéomyélite à localisation unique, tout au moins pour les symptômes locaux. Il semble que ce soit surtout à propos des symptômes généraux que s'établit une différence entre les deux variétés. Examinons succinctement les deux ordres de symptômes.

1° SYMPTOMES LOCAUX.—Ils participent, avons-nous dit, de ceux que l'on voit chez les malades atteints d'ostéomyélite ordinaire, et nous n'insisterons pas sur la douleur précoce qu'il faut toujours rechercher avec grand soin par l'exploration, sur le gonflement souvent limité par un bourrelet, ainsi que l'a décrit Chassaignac, sur la rougeur, l'attitude du membre, et un peu plus tard, la fluctuation et l'ouverture à l'extérieur.

Il est intéressant de se demander combien de temps après la première atteinte apparaît la deuxième localisation et les localisations successives. Cet intervalle est des plus variables, et l'on trouve tous les intermédiaires entre l'apparition presque simultanée de deux foyers et les faits dans lesquels la lésion secondaire apparaît vingt, quarante, soixante ans après la première, dans un point différent. Il semble cependant que l'intervalle entre les deux poussées soit en moyenne de quelques mois ou un petit nombre d'années. C'est ainsi que la fillette du service de M. le professeur Estor, qui fait l'objet de l'observation I, présente une période de guérison apparente de deux ans environ. Chez le malade de l'observation II, trois mois seulement s'écoulent entre la première atteinte au niveau du fémur droit et l'envahissement du fémur gauche. Le petit garçon de l'observation III a eu le bras gauche envahi huit mois après le tibia gauche. Dans le cas de Hartmann (*Revue de chir.*, 1887, p. 489), l'envahissement de l'extrémité supérieure des deux fémurs et de l'extrémité inférieure de l'humérus semble simultané, mais disons tout de suite que ces cas sont rares et graves, et que les localisations sont à peu près toujours successives comme dans les faits que nous avons cités plus haut. De même, dans le cas de Chavasse, un intervalle de sept mois s'écoule entre l'atteinte de l'humérus et celle du fémur droit. Dans le cas de Lejars (*Gaz. des hôpitaux*, 1891, p. 1218), le sacrum est envahi huit mois après la première atteinte à la jambe. Le malade de Tillaux (*Gaz. des hôpitaux*, 1894, p. 255) est atteint aux deux os de l'avant-bras douze ans après l'envahissement du tibia gauche. On voit combien est variable l'intervalle qui peut s'écouler entre les différentes atteintes ; la seule conclusion qui puisse être tirée de l'observation des faits, c'est que les *localisations sont toujours, ou à peu près toujours, successives.*

2° SYMPTOMES GÉNÉRAUX. — a) *Ostéomyélite aiguë.* — On peut prévoir, d'après ce que nous avons dit au sujet de l'étiologie et de par le fait même de la multiplicité des localisations,

que la forme d'infection osseuse étudiée dans ce travail se
présente d'ordinaire avec une allure clinique grave, quelquefois dramatique. En effet, il semble bien que l'infection pluriosseuse doive se montrer surtout quand les agents sont plus
virulents ou versés en plus grande quantité, ou encore quand
l'organisme affaibli offre une moindre résistance. Toutes ces
conditions sont bien faites pour créer des formes graves avec
retentissement sur l'état général. C'est ici, en effet, que l'on
constatera ces symptômes d'abattement de troubles digestifs,
de céphalée, de douleurs vives, d'insomnie, de délire, quelquefois d'hyperthermie, d'albuminurie, qui témoignent de la
violence de l'infection générale. Et nous pourrions citer de
nombreux exemples qui viennent à l'appui de nos affirmations.
Bien qu'on ne puisse pas toujours avoir de renseignements
bien précis, surtout quand les malades sont des enfants, nous
relevons dans le cahier d'observations de M. le professeur
Estor, que la jeune fille de l'observation IV, au moment de
sa première localisation au bras droit, présente du frisson, de
la fièvre violente avec son cortège habituel. Le malade de
Gauderon (*Bull. de la Soc. anat.*, 1875), dont les localisations
se succèdent très rapidement, éprouve des douleurs violentes,
de la fièvre vive, du délire. Le malade de Hartmann (*Revue de
chirurgie*, 1887) fait trois localisations en très peu de temps ;
il a de la fièvre, des éruptions septicémiques, et il meurt
rapidement. Le malade de Terrier (*Soc. de chir.*, nov.-déc.
1885) est atteint d'ostéomyélite aiguë des deux fémurs (staphylocoques abondants dans le pus) et il présente de la néphrite
avec albuminurie, des vomissements, de la diarrhée, des sueurs
profuses, etc. Le malade de Lejars (*Gaz. des hôpit.*, 12 nov.
1897) présente à chacune de ses poussées une abondante albuminurie qui témoigne des efforts que fait le rein pour débarras-
ser l'organisme de microbes très nombreux et très violents. Le
malade d'Ollier (*Revue de chir.*, 1896), qui présente des lésions

de suppuration et de nécrose dans les os de la jambe et la plupart des os du tarse, fait des températures de 40°, avec douleurs vives et symptômes généraux graves. Il nous serait facile de multiplier les exemples. L'explication de ces faits nous semble relativement facile et nous n'y reviendrons pas.

Nous voudrions pourtant souligner l'importance de l'albuminurie qui traduit déjà la souffrance du rein, dont le rôle est si grand dans l'élimination des germes de la suppuration osseuse, et surtout du staphylocoque. Le bon fonctionnement de cet organe est d'une importance trop capitale pour qu'on ne s'en préoccupe pas et pour que l'analyse des urines puisse être négligée.

b) *Ostéomyélite prolongée à distance.* — Les symptômes généraux sont habituellement moins intenses au moment de la deuxième atteinte. Cependant ils peuvent revêtir une allure grave, comme chez ce malade de Tillaux qui, douze ans après sa première attaque, est atteint au bras gauche avec une brusquerie remarquable et des douleurs très violentes.

c) *Ostéomyélite chronique d'emblée.* — Cette forme, avons-nous dit, est rarement pluriosseuse. C'est, en effet, une affection atténuée, et c'est dans cette atténuation qu'il faut chercher la raison de la lenteur qu'affecte la maladie. Même dans les cas où l'on peut observer la multiplicité de localisation, les symptômes généraux demeurent ordinairement bénins, à moins qu'un état aigu ne vienne se greffer sur cette marche chronique et lui donner une nouvelle physionomie clinique.

CHAPITRE V

MARCHE — DURÉE

Nous avons indiqué au sujet des symptômes locaux combien pouvait varier l'intervalle qui sépare les atteintes successives, c'est dire combien est variable la marche de l'ostéomyélite à localisations multiples.

Chacun des épisodes affecte d'ordinaire une marche rapide, mais on ne peut affirmer la possibilité, ni surtout préciser l'échéance de localisations ultérieures que rien ne laisse prévoir.

Suivant le mode rapide ou lent qu'adopte l'infection ossseuse, l'ostéomyélite à localisations multiples successives affecte l'allure de l'ostéomyélite aiguë des adolescents, celle de l'ostéomyélite prolongée à distance ou de l'ostéomyélite chronique d'emblée.

Nous avons assez dit que cette dernière forme est la moins fréquente.

CHAPITRE VI

COMPLICATIONS

Les complications ne présentent rien de bien particulier à l'ostéomyélite à localisations multiples. Certaines d'entre elles s'y observent cependant avec une plus grande fréquence et méritent tout au moins d'être citées.

C'est ainsi que les *fractures spontanées* ne sont pas rares et s'expliquent par la lenteur de la consolidation Les *arthrites* viennent souvent aussi compliquer la lésion osseuse et peuvent, par leur complète ressemblance avec la tumeur blanche, faire penser à une tuberculose articulaire. Nous y reviendrons à propos du diagnostic.

Enfin la *néphrite* s'observe ici avec une particulière fréquence et pourra revêtir une haute gravité ; elle exprime la souffrance du rein qui ne peut plus suffire à sa tâche d'éliminer les microbes ou les toxines provenant d'infections qui se succèdent.

CHAPITRE VII

PRONOSTIC

L'ostéomyélite à localisations multiples est toujours une maladie grave. La sévérité du pronostic est en rapport d'abord avec la rapidité de l'évolution. Nous rappellerons simplement les deux cas de Gauderon et de Volkmann, où les localisations se succèdent avec une extrême rapidité, où l'organisme est intoxiqué en même temps que l'os est foudroyé.

L'état général et l'état local sont en effet les deux éléments de gravité de la maladie.

L'état général, en effet, peut présenter une gravité immédiate par apport microbien, massif ou hypervirulent, ou une gravité tardive de par la persistance ou la récidive de suppurations qui épuisent le malade et s'accompagnent d'insuffisance rénale.

Localement, la gravité s'accroît de l'étendue des lésions ou de l'insuffisance des réparations. Le siège du mal pourra communiquer à la maladie une, allure particulièrement sévère, et l'on sait, à ce point de vue, quelle est la redoutable malignité de l'ostéomyélite des vertèbres, ainsi qu'il ressort des observations publiées par Chipault, dans la *Gazette des hopitaux* du 12 décembre 1896.

Autant nous sommes habitués à constater la gravité des

symptômes généraux et la multiplicité des localisations dans l'ostéomyélite aiguë des adolescents, autant il est rare de voir l'ostéomyélite chronique d'emblée s'accompagner d'un état général inquiétant et se localiser simultanément en plusieurs points du squelette.

Tout ceci est bien en rapport, nous semble-t-il, avec l'opinion que nous avons émise dès le début et qui semble se dégager de plus en plus de l'étude des faits, à savoir qu'il faut voir dans l'ostéomyélite à localisations multiples, une forme particulièrement grave de la maladie, et que cette gravité se traduit, dans bien des cas, par l'atteinte que subit l'état général.

CHAPITRE VIII

DIAGNOSTIC

Le diagnostic peut être malaisé dans le cas qui nous intéresse,car d'une part les symptômes généraux affectent assez souvent une allure particulièrement grave qui peut absorber toute l'attention de l'entourage et du médecin, d'autre part les signes locaux affectent une multiplicité de localisation dont l'ostéomyélite ne semble pas coutumière. Nous tâcherons d'indiquer comment il est dans bien des cas possible d'éviter cette double cause d'erreur.

1) **Symptômes généraux**. — Leur prédominance peut être telle,qu'ils occupent tout le tableau clinique et en imposent pour une grande pyrexie, telle que la fièvre typhoïde, la méningite, la pneumonie, etc. Dans un cas d'Ollier déjà cité, on pense à la fièvre typhoïde, tandis qu'il s'agit d'une ostéomyélite se localisant très rapidement à la malléole externe,puis à la malléole interne et au métatarsien.C'est-à-dire que l'examen méthodique des extrémités osseuses, la recherche symptomatique de la douleur aux points juxta-épiphysaires chez tout enfant ou adolescent qui fait de la fièvre sans cause nettement connue, seront ici d'une grande importance et trancheront ordinairement la difficulté.

2) **Symptômes locaux**. — Il seront la cause fréquente de diagnostics erronés, mais nous n'avons guère à envisager ici que les erreurs provoquées par le fait de la localisation multiple. Aussi n'insisterons-nous pas sur le diagnostic avec le *rhumatisme* dans lequel plusieurs articulations sont d'ordinaire envahies simultanément et où les symptômes ne tardent pas à régresser dans chacun des points où ils apparaissent.

Avec le *phlegmon diffus* où la suppuration a une allure plus vive et reste sans rapport avec l'os ;

Avec l'*ostéosarcome* qui forme une tumeur plus dure, plus limitée, moins douloureuse au moins au début et qui évolue moins rapidement vers la suppuration.

La *syphilis osseuse* présente des caractères communs avec l'ostéomyélite à localisations multiples. Il sera cependant assez facile dans la majorité des cas de distinguer les deux maladies :

a) Les *lésions osseuses de la syphilis secondaire* s'accompagnent de douleurs ostéocopes ; elles aboutissent rarement à la suppuration et à la nécrose, mais plutôt à la formation de périostoses.

b) *Les lésions osseuses de la syphilis tertiaire* ou ostéomyélite gommeuse présentent souvent des foyers multiples, comme la maladie que nous étudions. Il est vrai que leur siège est plutôt diaphysaire, mais nous avons vu que les lésions sont souvent assez étendues dans l'ostéomyélite à localisations multiples pour envahir la diaphyse et se révéler par des signes extérieurs occupant la portion moyenne d'un segment de membre. Mais à côté de ces ressemblances il est des signes différentiels assez importants pour éviter l'erreur. L'ostéomyélite gommeuse suppure rarement ou laisse écouler un liquide visqueux semblable à celui des gommes cutanées;

la nécrose y est exceptionnelle, les anamnestiques révéleront d'anciens symptômes de syphilis, enfin l'exploration par le traitement mixte tranchera définitivement la question par le bon résultat qu'il donnera toujours dans le cas de lésions syphilitiques.

C'est surtout avec la *tuberculose osseuse* que le diagnostic pourra être délicat. Il faut être bien prévenu, disons-le au début, de la fréquence relative des localisations multiples et successives que peut faire l'infection ostéomyélitique. Il nous paraît que les auteurs n'ont pas assez insisté sur ce point, et que l'on est trop porté à mettre d'emblée, sur le compte de la tuberculose, les lésions qui intéressent, à la fois, plusieurs points du squelette.

Les ressemblances sont assez nombreuses entre les deux maladies, pour justifier quelque hésitation : d'abord, la multiplicité des localisations, si fréquente en matière de tuberculose, le siège, épiphysaire pour la tuberculose, juxta-épiphysaire pour l'ostéomyélite, assez semblable, par conséquent, pour permettre une confusion ; dans quelques cas, l'évolution torpide et indolore des localisations secondaires d'ostéomyélite, comme chez ce malade de Lejars, qui, plusieurs années après avoir présenté des poussées aiguës d'ostéomyélite au fémur et au tibia, fait, du côté du sacrum, une suppuration présentant tout à fait l'allure de l'abcès froid, et dans laquelle le microscope révèle une association de staphylocoque doré et de staphylocoque blanc.

Mais la cause d'erreur la plus fréquente est la complication d'arthrite que nous avons vue se présenter assez souvent dans l'ostéomyélite pluriosseuse, et que nous savons plus fréquente encore dans la tuberculose osseuse, surtout chez l'enfant. La ressemblance peut être complète entre les deux arthrites, et Lejars (*Leçons de chirurgie*, pp. 75 et suiv.) donne deux exemples très frappants de ces « pseudo-tumeurs blanches ostéomyélitiques », ainsi que les désigne Tillaux ; elles présentent toute l'apparence de tuberculose articulaire : même gonflement généralisé, même aspect globuleux de la jointure, même empâtement donnant l'impression de fongosités bacillaires. L'analogie était complète, avec la tumeur blanche du genou dans un cas, la tumeur blanche du coude dans l'autre cas.

Dans de semblables circonstances, on conçoit que certains chirurgiens, Lucke (de Strasbourg), par exemple, aient attribué fréquemment à l'ostéomyélite une origine tuberculeuse à une époque où on était encore peu habitué à demander aux recherches de laboratoire la solution d'un diagnostic pathogénique.

Du côté de la hanche, on connaît très bien aujourd'hui ces « coxalgies ostéomyélitiques », et Bruns (de Tubingue) qui, en matière d'ostéomyélite, possède une des statistiques les plus riches, déclare que « les cas de coxite consécutive à l'ostéomyélite infectieuse de l'extrémité supérieure du fémur, sont beaucoup plus fréquents qu'on ne l'a admis jusqu'ici.» Il estime que les résultats rapidement favorables de certaines résections de la hanche sont dus, dans bien des cas, à l'origine ostéomyélitique de l'affection.

En effet, et nous allons indiquer ici les moyens de diagnostiquer les deux affections, les lésions articulaires de nature ostéomyélitique sont de pronostic plus bénin que les lésions tuberculeuses, le processus est plus rapide et la guérison plus radicale. De plus, on retrouve en ce point ou en d'autres points du squelette des phénomènes d'inflammation osseuse vive, douloureuse, fébrile, et non plus l'allure torpide et insidieuse de la tuberculose. Le pus séreux, grumeleux, mal lié, quand il est dû au bacille de Koch, diffère du pus épais, jaune verdâtre que produit le staphylocoque ou les autres agents de l'infection osseuse. Les fistules à bords amincis, irréguliers et décollés de la tuberculose osseuse ne ressemblent

guère aux trajets profondément déprimés et adhérents à
l'os, qui sont caractérisques de l'ostéomyélite. Les séquestres
blancs, durs, compacts, volumineux, auxquels aboutit cette
dernière affection dans la plupart des cas, se différencieront
aussi des séquestres souvent parcellaires, friables, jaunâtres,
que l'on rencontre à la suite de la tuberculose osseuse.

Enfin, si ces caractères cliniques laissaient encore de
l'incertitude dans l'esprit du chirurgien, l'examen micro-
scopique et surtout l'inoculation du pus établiraient le diagnostic de façon irréfutable.

Un dernier point nous paraît important à éclaircir dans
toute ostéomyélite et surtout dans l'ostéomyélite à localisations
successives, c'est l'état des reins. On analysera les urines,
ainsi que nous l'avons indiqué à propos des symptômes,
surtout au point de vue albumine, on aura ainsi tous les
éléments du problème nécessaires pour instituer un traitement
rationnel.

CHAPITRE IX

TRAITEMENT

Le chapitre sera relativement court, il faudra se comporter vis-à-vis de chaque localisation, comme si elle existait seule, c'est-à-dire que le traitement de l'ostéomyélite à localisations multiples et successives relève du traitement de l'ostéomyélite en général, qu'il serait déplacé d'indiquer longuement ici.

Nous insisterons cependant sur la nécessité qu'il y a, dans les cas que nous étudions plus encore que dans l'ostéomyélite aiguë ordinaire, d'une intervention prompte et énergique dès que l'empâtement ou l'œdème inflammatoire témoignent d'une suppuration commençante ou déjà constituée; il faudra se hâter surtout lorsque l'évolution des lésions affecte une allure rapide, c'est le seul moyen de conserver l'os malade; une large incision au niveau du point qui paraît le plus atteint ou du côté qui paraît anatomiquement le plus abordable permettra la trépanation de l'os, l'évacuation du pus et l'ablation des séquestres.

Il faudra manier le ciseau, la gouge ou la curette tant qu'il restera des points nécrosés, ramollis ou suspects, et nous savons quelle est l'étendue que peuvent occuper les lésions de l'ostéomyélite à localisations multiples. On sera souvent amené à pratiquer l'évidement longitudinal d'une partie ou

4

de la totalité d'une diaphyse ; on détergera le plus soigneusement possible la cavité ainsi constituée, qu'il faudra désinfecter rigoureusement, puisqu'il s'agit probablement de microbes particulièrement virulents : l'huile bouillante, le thermocautère, les caustiques puissants, les antiseptiques concentrés, sont d'un bon emploi dans ce cas.

Un drainage assurera l'écoulement des liquides qui peuvent se former Et ainsi pour chacun des foyers. Si les articulations sont envahies, et le cas n'est pas rare dans l'ostéomyélite à localisations successives, l'arthrotomie suivie du curage articulaire ou même de résection articulaire seront indiqués.

Si les lésions sont anciennes, surtout si elles ont affecté l'allure de l'ostéomyélite prolongée à distance, il faudra pratiquer la séquestrotomie après avoir fait sauter une paroi de l'os périostique. Il sera souvent nécessaire de rétablir la solidité de l'os en comblant les tranchées osseuses au moyen des divers procédés sur lesquels nous n'avons pas à insister et qui consistent surtout en opération de nécrotomie ostéoplastique ou de greffe osseuse, ainsi que nous l'avons vu pratiquer par M. le professeur Estor.

N'oublions pas enfin que l'affaiblissement de l'état général dont nous avons vu la fréquence dans la variété d'infection osseuse que nous étudions, relèvera d'indications spéciales. L'hygiène et la médication tonique en feront les frais. Enfin, dans les cas où le rein paraît sérieusement influencé par des atteintes multiples et successives d'ostéomyélite, il faudra diminuer pendant quelque temps l'apport des toxines à son niveau en mettant le malade au régime lacté absolu ou mixte. On aura ainsi rempli du mieux possible toutes les indications générales et locales et fait œuvre utile pour le malade.

CONCLUSIONS

1° L'ostéomyélite à localisations multiples s'observe avec une fréquence plus grande que ne semblent l'indiquer les auteurs classiques, et affecte ordinairement la forme aiguë, quelquefois la forme prolongée à distance, rarement la forme chronique d'emblée.

2° Ces localisations multiples sont toujours, ou à peu près toujours, successives dans leur apparition.

3° Elles semblent dues le plus souvent à un apport massif de microbes ou à une infection hypervirulente. Cette assertion s'appuie surtout sur des résultats expérimentaux et appelle de nouvelles recherches.

4° Il est fréquent d'y observer des symptômes généraux de gravité particulière qui assombrissent le pronostic de cette forme d'ostéomyélite.

5° Il faudra se préoccuper de l'albuminurie qui traduit l'atteinte du rein et un début d'insuffisance de cet organe.

OBSERVATIONS

Observation I

(Recueillie à la Clinique chirurgicale de M. le professeur ESTOR)

Ostéomyélite localisée successivement aux deux tibias. — Séquestrotomie

D. L..., âgée de dix ans et demie. Entrée à l'hôpital le 27 janvier 1898.

Antécédents héréditaires. — Mère bien portante, père rhumatisant.

Antécédents personnels. — Il y a six ou sept ans, affection peu graves des voies respiratoires. L'enfant n'est pas sujette à s'enrhumer. Pas d'adénite. Pas de conjonctivite. Aucune trace de scrofule.

Maladie actuelle. — Début il y a quatre mois. L'enfant reçut à cette époque un coup de pied sur le tibia droit. La douleur ne fut pas bien forte, l'enfant put rentrer chez elle à pied et sa mère la condamna au repos plutôt par prudence que par suite de l'intensité de la douleur. Pendant deux mois, elle ne marcha pas ; un médecin ordonna des frictions avec des liniments calmants. Il ne semble pas qu'il y ait eu à ce moment de symptômes généraux ; l'appétit n'a pas diminué, le sommeil est resté bon et l'enfant ne paraît pas avoir de fièvre. Deux mois après l'accident, elle revint à l'école, mais après quelques jours la jambe devint tuméfiée et douloureuse et la petite malade dut se mettre au repos.

Etat actuel. — Le 28 janvier 1898.

La jambe droite mesure en circonférence trois centim. de plus que la gauche ; cette augmentation de volume ne porte que sur les 2/3 inférieurs et on reconnaît facilement qu'elle est due à une hypertrophie du tibia. Sur la face interne de cet os, et au niveau du tiers inférieur, la peau est rouge et douloureuse à la pression. Il y a de l'empâtement et l'on sent très bien une exostose ayant le volume d'une noisette environ.

Les articulations du cou-de-pied et du genou sont absolument saines. Les deux membres inférieurs ont la même longueur. Le pied droit est en très léger valgus, peut-être par allongement pathologique du tibia malade. La douleur spontanée paraît très modérée.

Apyrexie (36°9 ce matin), rien à signaler du côté des divers appareils.

Diagnostic. — Ostéomyélite du tibia droit ; l'on pense que, vu la marche subaiguë apyrétique de la maladie, la virulence des germes doit être atténuée.

Analyse d'urine avant l'opération (30 janvier 1898).

Quantité	1000
Réaction	acide
Densité.	1.012
Urée	11 gr. 6
Chlorure	6 gr. 6
Ac. phosphorique	0 73
Sucre	0
Albumine	traces

Opération. — 31 janvier 1898.

Anesthésie à l'éther. Incision longitudinale sur la face interne du tibia allant d'une épiphyse à l'autre. Après incision de la peau et de l'aponévrose, on arrive sur un petit bourgeon fongueux qui conduit dans le canal médullaire. Avec le ciseau et le maillet, on enlève alors les deux tiers antérieurs de la diaphyse et l'on constate les lésions suivantes : le périoste épaissi a été détaché facilement avec la rugine. La couche de tissu compact est extrêmement dure et épaissie. Quant à la portion médullaire, elle paraît ossifiée en certains points et ramollie en d'autres points particuliers aux deux extrémités diaphysaires.

Le canal médullaire est cureté avec la gouge à main et les bords de la gouttière, ainsi formée, sont excisés de façon à obtenir, autant que possible, une surface plane.

On lave à l'eau stérilisée, on suture séparément le périoste et la peau, et l'on place de petites mèches de gaze iodoformée dans les cavités résultant de l'abrasion des extrémités diaphysaires. En somme, nous n'avons pas trouvé de séquestres, ni de pus, mais une substance puriforme gélatineuse adhérente à l'os qui, examinée par M. le Dr Poujol, a donné à l'ensemencement sur agar des colonies de staphylocoques blancs punctiformes, et disséminées, au début, comme si on avait semé des germes isolés.

14 février 1898. — Premier pansement, on enlève les points de suture. Pas de suppuration. La réunion est presque complète.

21. — Guérison à peu près complète. Une petite plaie persiste à la partie inférieure de l'incision.

28. — Il reste à la partie inférieure une petite plaie qui sera bientôt guérie. On permet à l'enfant de sortir.

26 mai 1898. — On peut considérer la guérison comme complète. Petite croûtelle à la partie inférieure de la cicatrice. Par prudence, on met encore un appareil plâtré.

29 juin 1898. — Guérison parfaite.

28 juillet 1898. — Le tibia paraît reconstitué en très grande partie, la marche est facile.

2 août 1898. — Ce matin, l'enfant s'est laissé tomber dans l'escalier et s'est fait une fracture exposée du tibia au tiers moyen. On l'amène à l'hôpital dix minutes après l'accident ; la plaie est désinfectée et la jambe immobilisée dans un plâtré.

6 septembre 1898. — On enlève l'appareil plâtré, la fracture est consolidée.

2. — Le nouveau tibia est de moitié plus petit que le tibia sain, la reproduction est donc incomplète.

20 octobre 1898. — La jambe a beaucoup regagné de son volume. On met une botte silicatée.

18 mai 1900. — L'enfant revient. Il y a un mois environ, la suppuration a reparu à droite, où deux foyers d'ostéomyélite se sont spontanément ouverts aux deux extrémités de la diaphyse tibiale.

Sur la face interne du tibia gauche, à l'union du tiers inférieur avec le tiers moyen, nous trouvons une saillie de la grosseur d'une noix, fluctuante au centre, de consistance osseuse à la périphérie, c'est un point d'ostéomyélite.

OPÉRATION (20 mai 1900). — A gauche, incision de 10 centimètres environ. Ouverture large du foyer, où l'on trouve de petits séquestres et une substance ramollie puriforme. Curettage. Cautérisation au thermocautère. La cavité est remplie avec de la gaze, préalalablement trempée dans le chlorure de zinc ; à droite, même opération. On fait la résection presque totale de la diaphyse tibiale, en laissant intacte la face postérieure de l'os.

État actuel (23 juillet). — La suppuration s'est tarie progressivement depuis l'intervention, et, en ce moment, la réunion est à peu près parfaite. Quelques bourgeons exubérants indiquent seuls l'emplacement de l'incision primitive.

Les deux tibia ne sont pas encore suffisamment reconstitués pour permettre la marche. L'état général est excellent.

Observation II

(Recueillie dans le service de M. le professeur Estor)

(Ostéomyélite de l'extrémité inférieure des deux fémurs)

N. E .., âgé de quatorze ans, entré à l'hôpital le 12 mai 1900.

Antécédents héréditaires. — Rien de particulier.

Antécédents personnels. — Bonne santé habituelle. Il était berger à la montagne. Se déshabillait rarement et avait constamment des vêtements mouillés ou souillés par du fumier.

Maladie actuelle. — Début, à l'âge de neuf ans, par une douleur et du gonflement siégeant à la partie inférieure de la cuisse droite. Symptômes généraux graves. Céphalalgie, insomnie, anorexie, fièvre. Un mois après, un médecin ouvre un premier abcès sur la face externe de la cuisse, puis s'ouvrent successivement un abcès dans le creux poplité et un autre au niveau du condyle interne du fémur. Trois mois après, apparaît à l'extrémité inférieure du fémur gauche une nouvelle localisation ostéomyélitique qui s'ouvre à l'extérieur et donne naissance à une fistule. Ce dernier trajet s'ouvre et se referme alternativement et d'une façon irrégulière, tandis que le trajet situé à droite reste constamment ouvert à l'extérieur.

État actuel (16 mai 1900). — Etat général très bon. Le tiers inférieur de la cuisse droite est hypertrophié par accroissement du volume de l'os, la pression y est douloureuse. On trouve sur la face externe de la cuisse deux cicatrices et deux trajets fistuleux donnant issue à du pus, l'un dans le creux poplité et l'autre au niveau du condyle interne. Articulation du genou indemne. Du côté gauche, la pression est douloureuse à l'extrémité inférieure de la cuisse, et sur le côté externe existe un trajet fistuleux. Il y a, certainement, à ce niveau, des lésions de même ordre, mais moins accentuées.

Diagnostic. — Ostéomyélite à localisations successives de l'extrémité inférieure des deux fémurs.

OPÉRATION (16 mai 1900). — Anesthésie à l'éther. Incision, de 20 centimètres sur la face antéro-interne de la cuisse droite. Le périoste est décollé à la rugine, on découvre un trajet où est engagé un petit séquestre que l'on enlève. La face antérieure du fémur est détachée avec le ciseau et le maillet sur une étendue d'une douzaine de centimètres, et l'on arrive dans un canal médullaire agrandi contenant en certains points une moelle dure et ossifié, et en d'autres points du pus concret. Le canal médullaire est abrasé à la curette tranchante et à la gouge à main de Legouest. Cautérisation de la tranchée osseuse au thermocautère. La cavité est remplie de fragments d'os décalcifiés. Suture du périoste. Drainage sus-périostique. Suture des muscles et de la peau.

Etat actuel (23 juillet 1900). — La suppuration se prolonge depuis l'opération et empêche la cicatrisation de se faire au niveau de la ligne d'incision. L'amélioration se produit cependant de jour en jour.

L'état général est bon.

Observation III

(RÉSUMÉE)

(Du service de M. le professeur ESTOR)

Ostéomyélite du tibia gauche et de l'humérus gauche

P. F..., âgé de douze ans.

Maladie actuelle. — Début il y a sept mois par douleurs violentes à la jambe gauche, très forte fièvre, symptômes généraux graves. Vingt jours après, ouverture spontanée d'un abcès au tiers moyen de la face interne du tibia gauche. Peu après, collections purulentes à la partie supérieure et inférieure de la diaphyse tibiale.

Etat actuel (23 novembre 1897). — Hypertrophie du tibia gauche qui est douloureux à la pression. quatre fistules donnant du pus au niveau de la face intérieure de la jambe. Etat général bon.

OPÉRATION (26 novembre 1897).— Ablation de la diaphyse tibiale presque en entier ; à ses deux extrémités deux vastes cavernés renfermant du pus, des fongosités, des séquestres. A la portion moyenne les désordres sont moins accentués. Cicatrisation lente de la plaie.

21 février 1898. — Tuméfaction vers la partie supérieure du bras gauche, on diagnostique une ostéomyélite de l'humérus gauche. A l'opération on découvre un orifice qui conduit dans le canal médullaire. Ce dernier est largement ouvert, curetté, désinfecté et drainé. Une fistule persiste pendant de longs mois à ce niveau.

Observation IV

(RÉSUMÉE)

(Du service de M. le professeur ESTOR)

Ostéomyélite des deux humérus

F. M..., âgée de quinze ans.

Maladie actuelle. — Début en août 1896 par frisson. Douleur très violente au bras droit. Trois semaines après, un abcès s'ouvre spontanément à la partie supéro-interne du bras et donne issue à du pus abondant et à des parcelles osseuses.

Etat actuel (26 septembre 1898). — Hypertrophie de la diaphyse humérale droite. Trajets fistuleux à travers lesquels le stylet pénètre jusqu'à l'os dépériosté.

On trouve en pleine diaphyse humérale gauche une petite exostose correspondant à une cicatrice adhérente. C'est un ancien foyer d'ostéomyélite spontanément guéri après élimination d'un séquestre.

OPÉRATION (29 septembre 1898). — On arrive sur un humérus droit très épais ; l'os périostique très dense recouvre des foyers de suppuration multiples et un séquestre qui a toute la longeur de la diaphyse humérale. On l'enlève après l'avoir fragmenté. Nettoyage de la cavité. Drainage Guérison en quelques mois.

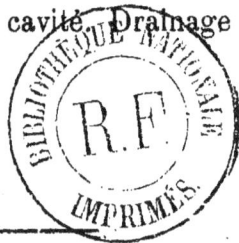

BIBLIOGRAPHIE

CHIPAULT. — L'ostéomyélite vertébrale (Gaz. des Hôpit., 12 déc. 96).

COLZY. — Etiologie de l'ostéomyélite aiguë (Sperimentale., nov. 1889).

DEMOULIN. — Thèse de Paris, 1888.

GANGOLPHE. — Maladies infectieuses et parasitaires des os.

GAUDERON. — Bulletin de la Société anatomique, 1875.

Gazette des Hôpitaux (années 1891-94-96-97).

LANNELONGUE. — De l'ostéomyélite aiguë, 1879.

LANNELONGUE et ACHARD. — Microbes de l'ostéomyélite aiguë dite infectieuse (Académie des sciences, 10 mars 1890).

LEJARS. — Ostéomyélite prolongée à distance (Gazette des Hôpitaux, nov. 90).

LEJARS. — Leçons de chirurgie, 1895.

LUCKE. — Centralbl f. Chir., 1889.

MAUCLAIRE. — Article: Maladies microbiennes des os, in Traité de chirurgie Le Dentu et Delbet.

MAUCLAIRE. — Ostéomyélite de croissance.

MAUZAC. — Ostéomyélites de croissance (Thèse de Montpellier, 1889).

PONCET. — Article: Affections non traumatiques des os, in Traité de Chirurgie de Duplay et Reclus.

Revue de chirurgie. Années 1885, 1887, 1888, 1896, 1897.

RODET. — De la nature de l'ostéomyélite infectieuse (Revue de chirurgie, 1885).

TILLAUX. — Traité de chirurgie clinique, 1894.

TRÉLAT. — Ostéomyélite des adultes (Gazette des hôpitaux, janvier 1890).

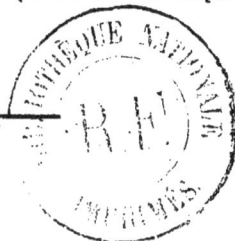

SERMENT

En présence des Maîtres de cette Ecole, de mes chers condisciples et devant l'effigie d'Hippocrate, je promets et je jure, au nom de l'Être suprême, d'être fidèle aux lois de l'honneur et de la probité dans l'exercice de la médecine. Je donnerai mes soins gratuits à l'indigent, et n'exigerai jamais un salaire au-dessus de mon travail. Admis dans l'intérieur des maisons, mes yeux ne verront pas ce qui s'y passe, ma langue taira les secrets qui me seront confiés, et mon état ne servira pas à corrompre les mœurs ni à favoriser le crime. Respectueux et reconnaissant envers mes Maîtres, je rendrai à leurs enfants l'instruction que j'ai reçue de leurs pères.

Que les hommes m'accordent leur estime, si je suis fidèle à mes promesses! Que je sois couvert d'opprobre et méprisé de mes confrères, si j'y manque!

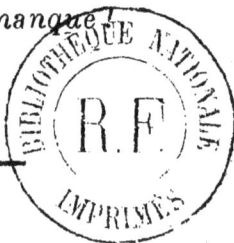

www.ingramcontent.com/pod-product-compliance
Lightning Source LLC
Chambersburg PA
CBHW070820210326
41520CB00011B/2036